TRAITEMENT

DE LA

FISSURE CONGÉNITALE DU PALAIS

POUR OBTENIR

LA PRONONCIATION NORMALE

PAR LE DOCTEUR

J. B. ROTTENSTEIN

Dentiste américain

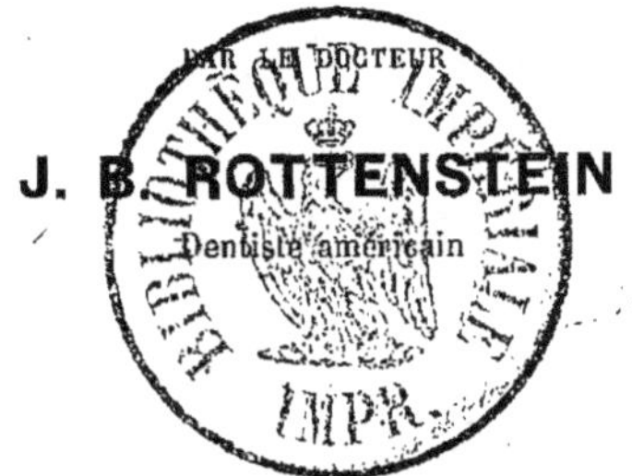

EXTRAIT LU PAR L'AUTEUR A LA SOCIÉTÉ MÉDICALE ALLEMANDE
DE PARIS LE 11 MAI 1865

PARIS

VICTOR MASSON ET FILS

PLACE DE L'ÉCOLE-DE-MÉDECINE

1865

TRAITEMENT

DE LA

FISSURE CONGÉNITALE DU PALAIS

POUR OBTENIR LA PRONONCIATION NORMALE

par le docteur **J. B. Rottenstein.**

Mes études se sont portées depuis longtemps sur la nature et le traitement des fissures congénitales du palais, et je me propose d'en publier prochainement les résultats dans un mémoire. Grâce à l'invitation bienveillante de notre président, je puis aujourd'hui vous exposer succinctement le traitement à suivre pour obtenir une prononciation normale.

La fissure du palais est une difformité cachée à l'œil qui produit l'inconvénient de troubler les fonctions de la déglutition et de l'articulation des sons. C'est la prononciation nasonnée qui trahit l'infirmité et qui détermine le malade à chercher secours auprès du médecin.

Vous connaissez, messieurs, les travaux auxquels s'est livrée à ce sujet la chirurgie, et dans les derniers temps particulièrement, MM. Langenbeck et Passavant, qui sont arrivés à des résultats importants, le premier comme fondateur d'une nouvelle méthode d'opération, l'uranoplastie par la transplantation du périoste, le second comme ayant démontré l'insuffisance de celle-ci et en proposant la suture du pharynx.

Mais on a cherché à atteindre le même but par d'autres

voies ; on s'est efforcé de fermer la fissure du palais par des obturateurs et par des voiles du palais artificiels.

L'Américain Sterne a obtenu des succès éclatants en poursuivant cette nouvelle voie ; il est l'inventeur d'un voile du palais artificiel qui a été modifié et simplifié par Fucker, Sercomb, Kingsley et autres. Il est extrêmement important de rechercher quel est le chemin le plus sûr pour arriver à une prononciation normale et quel est le genre de traitement qui offre le plus d'avantages aux malades. Examinons donc la staphylorrhaphie lorsqu'il y a fente du voile du palais; l'uranoplastie, lorsqu'il y a fente de la voûte osseuse ; puis l'opération supplémentaire de Passavant, la suture du voile du palais et du pharynx, et enfin les obturateurs et les voiles du palais artificiels.

Pour guérir l'anomalie de la prononciation dite nasonnée, il faut avant tout se faire une idée exacte et des principes physiologiques généraux qui régissent la prononciation, et de la fonction spéciale du voile du palais. Avant tout, distinguons la voix de la prononciation. La voix est produite par l'air, qui, en s'échappant des poumons, fait vibrer les cordes du larynx. Pour produire un son de voix perceptible à l'oreille, il faut que les cordes vocales, se rétrécissant et s'élargissant par l'action musculaire, soient tendues et se rapprochent de façon que l'orifice intermédiaire ne forme qu'une fente étroite. Si, au contraire, ces cordes sont écartées les unes des autres, l'air, au lieu de produire un son, ne fait que passer avec un bruit ou un souffle, comme cela a lieu dans le son de *h*, dans le chuchotement ou dans la paralysie des cordes vocales.

La prononciation est une modulation de la voix, traduite par des sons connus sous le nom de voyelles et de consonnes, qui revêtent leurs caractères de ton distinctif par le prolongement ou le raccourcissement, par le rétrécissement ou l'élargissement du tuyau qui, formé par les cavités buccale et nasale, s'étend de la glotte jusqu'à l'ouverture de la bouche. Les voyelles, dont les bases, selon Brücke, sont les sons *a* et *i*, se forment par le prolongement ou le raccourcissement du tuyau vocal. Dans le son *a*, par exemple, le canal buccal est ouvert dans toute sa longueur, le larynx gardant sa position ordinaire ; dans le son *u*, le larynx se baisse, et le tuyau vocal, par le mouvement des lèvres en avant, se présente dans sa plus grande étendue, tandis que, dans le son *i*, le larynx montant et les coins de la bouche s'élargissant, le tuyau se trouve raccourci. Les autres voyelles sont formées par le raccourcissement graduel du son *a* vers le son *i*.

Dans la prononciation des voyelles, le voile du palais est soulevé et le passage de l'air par le nez se trouve fermé, j'y reviendrai plus tard.

Les consonnes se prononcent, selon Brücke, par une occlusion ou un rétrécissement quelconques dans le canal buccal, qui font naître un bruit distinct, perceptible et indépendant du son de la voix.

Les sons *m* et *n* sont formés d'une manière toute différente, leur prononciation ne se faisant pas indépendamment de la voix par le bruit dont nous venons de parler, mais bien par la voix même. Cette prononciation ne se distingue de la prononciation des voyelles qu'en ce que la cavité buccale étant fermée, l'air produit des vibrations dans la cavité nasale. Le nom de *consonne*, physiologiquement parlant, ne convient pas aux sons nasaux. Ainsi, les combinaisons, si fréquentes dans la langue française, de *n* avec *u*, *a*, *i*, *o*, sont appelées par Segond voyelles nasales simples, se distinguant des autres voyelles par le retentissement plus complet du son laryngien dans les cavités nasales. Les sons *an*, *in*, *on*, *en* et *un*, doivent être considérés physiologiquement comme diphthongues. Selon Segond, qui les nomme voyelles composées, ils sont formés de la manière suivante :

« Si l'on veut produire le son *an*, par exemple, la cavité
» buccale est disposée pour la formation de l'*a*, et, une fois
» cette voyelle engendrée, le voile du palais et la base de la
» langue se joignent de manière à intercepter le passage du
» son, et celui-ci va retentir dans les fosses nasales. Le son
» n'est pas interrompu dans sa continuité, il est seulement
» dévié dans sa marche, et il l'est complétement, car si, en
» prolongeant le second phénomène, c'est-à-dire ce son nasal,
» on opère l'occlusion du nez, la voyelle cesse à l'instant. »

D'après ce que nous venons de dire, il suffit, pour le but que nous nous sommes proposé, de diviser les sons en sons pendant lesquels le passage par le nez est fermé, et en sons pendant lesquels le contraire a lieu.

Cette occlusion, comment s'opère-t-elle? Les anciens physiologistes émettaient à ce sujet des opinions différentes. Tandis que les uns démontraient une occlusion complète ou partielle dans la prononciation des voyelles, les autres attribuaient au voile du palais un rôle tout à fait passif dans cette même circonstance. Dzondi dit, par exemple, que le voile du palais reste sans mouvement dans la prononciation de toute voyelle, et beaucoup de physiologistes ont adopté cette opinion, jusqu'à ce que Czermak, dans un mémoire sur le mouvement du voile du palais dans l'élocution de voyelles pures, et par plusieurs expériences faites sur lui-même, ait prouvé le contraire.

Czermak répéta les expériences de Debrou, en se servant, comme lui, d'un stylet, quoique ces expériences se fussent rapportées à un fait différent, c'est-à-dire aux mouvements du voile pendant le deuxième temps de la déglutition. Je cite Debrou textuellement, parce que Czermak et Passavant suivent dans toutes leurs expériences la méthode de Debrou, et que j'ai construit un instrument relatif à cette méthode, duquel je me propose de vous entretenir encore :

« Un liquide ou un aliment solide étant dans la bouche, que l'on introduise un stylet (celui d'une trousse, par exemple) sur le plancher de l'une des fosses nasales, et horizontalement jusqu'au pharynx, où on le veut appuyer, alors la tête, bien horizontale, avalez : aussitôt on sent un léger choc de la face supérieure du voile contre le bout du stylet qui est dans le pharynx, et en même temps on voit et l'on suit de l'œil un mouvement du bout du stylet qui fait saillie en avant, hors des narines ; le bout extérieur du stylet baisse de deux lignes environ par un mouvement brusque. Si, au lieu de laisser le stylet libre et abandonné à lui-même, on le tient avec deux doigts tout près de la narine, il ne bascule plus en bas par son bout extérieur, mais on sent plus distinctement le choc au fond du pharynx. »

Czermak dit avoir, par ce stylet, examiné sur lui-même que le point du plancher supérieur ou postérieur du palais qui est touché par le stylet occupe une position distincte pour chaque voyelle.

Et il a réussi à établir que la déviation du bout du stylet sortant par la narine est la plus grande pour *i*, et que de là, elle va diminuant dans la série de *u*, *o*, *e*, jusqu'à ce que, pour *a*, la déviation équivaille à zéro, ou à peu près.

Czermak dit :

« Le voile du palais a non-seulement une inclinaison ou voussure définie pour chaque voyelle, mais encore il subit probablement en même temps une tension diverse qui en modifie l'élasticité, puisque l'occlusion du nez semble varier de solidité et de densité selon les voyelles. »

Il démontre cela par des expériences qu'il fit sur lui-même à l'aide d'un cathéter élastique qu'il introduisait profondément dans la cavité nasale : il se fit faire une injection d'eau pendant qu'il prononçait les voyelles, et il trouva que, dans la voyelle *a*, l'eau rompit presque aussitôt l'occlusion de la cavité nasale, en s'écoulant le long de la paroi postérieure du pharynx, tandis que l'eau était retenue plus longtemps dans la prononciation des autres voyelles, de sorte qu'il paraîtrait s'établir la même série de voyelles pour l'intensité de l'occlusion du nez que pour l'élévation du voile du palais par le toucher du stylet.

Les expériences de Czermak relatives aux consonnes montraient également le voile du palais qui s'élevait plus ou moins, et dénotaient donc l'occlusion du nez. Les résonnantes cependant et les voyelles nasonnées firent exception.

Le docteur Passavant répétant les expériences de Czermak arriva en général aux mêmes résultats, seulement il les limita d'une manière plus précise en employant le lait au lieu de l'eau, ce qui facilite l'observation des phénomènes et la rend plus nette. Voici ses conclusions :

1° Le liquide injecté derrière le voile du palais irrite facilement et très-peu le voile du palais, ce qui le fait monter davantage.

2° Le suintement d'une quantité exiguë de liquide n'est aucunement senti, car il faut qu'une grande quantité de liquide soit arrivée à la partie du pharynx, pour déterminer la déglutition.

En dehors des expériences de Czermak, le docteur Passavant fit les expériences suivantes : il recourba un fil de fer mince à la moitié de sa longueur de façon à lui donner la forme rectangulaire. Le bout recourbé fut appliqué avec précaution derrière le voile du palais et put être tourné de tous côtés, le voile du palais gardant toujours son attitude pendante. Mais dès que son *A* fut prononcé, le bout du fil appliqué derrière le voile du palais s'est trouvé pris, mais pas par le bord inférieur du voile du palais, ce bord s'avançant librement.

Des observations répétées avec des miroirs ont confirmé dans la pluralité des cas l'occlusion de l'espace derrière le voile du palais opérée non pas au bord inférieur de celui-ci, mais plus haut.

De plus, le docteur Passavant introduisit une sonde d'argent jusque vers la paroi postérieure du pharynx, sans toucher en rien au voile du palais. Il réussit de cette façon à voir très-distinctement dans le miroir le bout brillant de la sonde, pendant qu'on prononça le son *A* et même *O* et *U*. Il conclut des expériences répétées de Czermak et des siennes propres, que l'occlusion du pharynx par le voile du palais a lieu régulièrement dans tous les sons de la voix, à l'exception des sons nasonnés, il admet cependant que cette occlusion n'est pas toujours complète.

Pour découvrir jusqu'à quel point l'occlusion opérée par le voile du palais peut être imparfaite sans engendrer la prononciation nasonnée, le docteur Passavant appliqua par le moyen des sondes de Bellocq un fil derrière le voile du palais, de sorte qu'un bout sortait par la bouche et l'autre par la narine. En tirant les deux bouts du fil on peut retirer le voile du palais de la paroi postérieure du pharynx, et toutes les lettres peuvent être prononcées purement; ce n'est qu'en augmentant la traction, que le ton nasonné se produit.

Pour prouver que l'occlusion parfaite du nez n'est pas absolument nécessaire à la prononciation claire, le docteur Passavant introduisit des bouts de tubes de caoutchouc de cinq centimètres de longueur et de différente épaisseur derrière le voile du palais ; avec les tubes minces et moyens la prononciation ne subit pas d'altération notable, mais avec les tubes plus gros la prononciation devint nasonnée. Il résulte selon Passavant de ces expériences diverses, que dans tous les sons de la langue allemande, les sons nasonnés exceptés, il y a occlusion des cavités nasales et buccales. Faute de cette occlusion la prononciation nasonnée se manifeste ; il n'y a que les petites ouvertures de l'occlusion, qui n'influent guère sur la prononciation.

Le docteur Passavant après avoir démontré de cette façon que l'occlusion du pharynx n'est pas effectuée par le bord inférieur du voile du palais, se posa la question, où et comment cette occlusion se pratiquait. La fissure du palais l'éclaircit sur ces points.

En observant dans un cas de fissure du palais les fonctions de la paroi postérieure du pharynx pendant que la personne parle, on remarque au son *A* la paroi, qui forme une voûte bouffie à la hauteur du palais. C'est la place qui correspond à l'arc antérieur de l'atlas.

En même temps que la paroi postérieure du pharynx avance, les deux parois latérales du pharynx s'approchent également du milieu. Pendant la prononciation du son *A*, les deux moitiés du voile du palais sont soulevées comme dans la conformation normale.

Le docteur Passavant fait les remarques suivantes relatives au déplacement du voile du palais pendant la prononciation du son *A* :

1° La partie antérieure ou supérieure et plus grande du voile du palais est soulevée et forme pour ainsi dire un prolongement du palais se continuant dans le même sens.

2° La partie inférieure ou postérieure et plus petite du voile du palais rentre et prend une position verticale ; quelquefois elle se raccourcit un peu.

3° Le voile du palais devient plus étroit, ses parties latérales s'approchent un peu de la ligne médiane.

4° Par la traction du voile du palais en haut et par l'approche simultanée des parois latérales du pharynx, les arcades du palais changent leur position réciproque. Ils sont, par rapport à la position qu'ils occupaient dans le repos, ce que l'ogive est au plein-cintre, la luette faisant saillie en clef de voûte.

5° Les amygdales, et avec elles les bouts inférieurs des arcades du palais, dans la prononciation du son *A*, sont tirés quelque peu en haut et en arrière. Dans l'action d'avaler, ils s'approchent également tous les deux de la ligne médiane.

6° La luette devient plus petite, se ride, et sa pointe prend une légère direction en avant, quelquefois aussi la direction en arrière.

7° Entre la paroi inférieure de l'arcade du palais et la paroi postérieure du pharynx, il reste un espace libre plus ou moins large.

Le docteur Passavant, après avoir anatomiquement établi le rôle physiologique du pharynx dans la parole, tel que nous venons de le décrire, résume l'action du pharynx et du voile sur la prononciation en ceci : par l'action simultanée du *« levator palati »* et du *«constrictor pharyngis superior »* ; la partie horizontalement soulevée du voile du palais est en contact avec le bourrelet proéminent de la paroi postérieure du pharynx, et l'occlusion est faite. Le *constrictor pharyngis superior*, ainsi que le *levator palati*, sont donc des muscles indispensables à la prononciation sonore. Si les deux autres constricteurs du pharynx, le *constrictor medius* et le *constrictor infimus*, sont particulièrement des muscles à déglutition, le *constrictor pharyngis superior* est le *muscle propre à la prononciation*, quoiqu'on ne conteste pas son utilité comme coadjuteur pour l'occlusion de la cavité nasale dans la déglutition.

En renouvelant les expériences dont je viens de parler, je n'ai pas obtenu de résultats définitifs ; l'irritabilité des parties en question, tant chez moi que chez les autres, ne m'a pas permis jusqu'à présent d'exécuter l'expérience avec assez d'exactitude ; cependant je peux dire, dès à présent, que les observations du docteur Passavant sont généralement exactes. Au lieu du simple fil de fer employé par Debrou, Czermak et Passavant, je construisis l'instrument que je présente, et qui se compose de deux parties (fig. 1). Le fil *a-b*, terminé en crochet, est fixé au bord postérieur du voile du palais; l'autre bout du fil sort par la narine. La seconde partie de l'instrument est une bande d'argent *cd*, qui, au moyen d'anneaux de caoutchouc et de petites pointes d'argent, peut être fixée à l'arcade supérieure de la bouche sur le milieu de cette bande en forme d'arc; une autre bande est placée horizontalement, et en avant sur son extrémité une petite fourche *fg*, d'environ

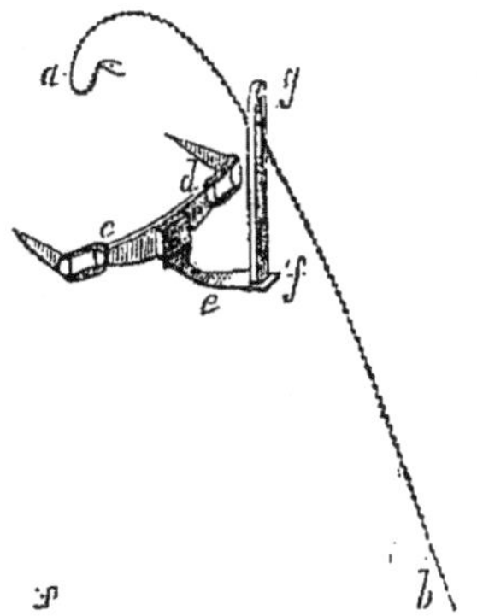

Fig. 1.

1 centimètre et demi, est posée verticalement. C'est dans cette fourche que se meut le fil, en ce sens qu'il descend aussitôt que monte le voile du palais. On marque la position du fil pendant la prononciation de *A*, et, en passant ensuite à *I*, on peut mesurer facilement de combien le fil est descendu, et, d'autre part, de combien le voile du palais est monté, et de même pour les autres sons.

La condition principale de la prononciation normale est donc la faculté de fermer les cavités buccales et nasales. Or, l'occlusion ne se fait pas s'il y a fissure, soit dans le palais osseux, soit dans le voile du palais, soit à la fois dans l'un et dans l'autre.

Il est rare d'atteindre à la prononciation normale par la staphylorrhaphie et l'uranoplastie; la prononciation reste, au contraire, plus ou moins nasonnée, même dans les cas où la fissure est venue se fermer par la guérison spontanée des parties molles. On se console par la réussite de l'opération en elle-même; on se fie au hasard, au temps et à l'exercice pour atteindre le but final, c'est-à-dire la prononciation *régulière*.

Le temps et l'exercice sont inefficaces quand le voile du palais est trop court, et qu'il ne peut être approché de la paroi postérieure du pharynx, malgré tous les efforts des muscles. Passavant dit avec raison : « Que signifie l'amélioration là où il ne s'agit pas de la forme, mais uniquement du résultat à obtenir? » Il en est de l'occlusion de la bouche par le voile du palais comme de la fistule vésico-vaginale. Au point de vue du patient, on ne saurait voir une amélioration de son état, en ce que la fistule a été réduite de la grandeur d'un florin à celle d'un kreutzer, l'urine ne continuant pas moins à s'écouler, quoique par une ouverture plus petite. Il n'y a pas de doute que la prononciation, dans certains cas, ne se soit améliorée, surtout à l'aide de la staphylorrhaphie ; mais on observera dans tous ces cas, exceptionnels d'ailleurs, que les matériaux ne manquent pas pour effectuer une occlusion.

L'exemple d'une jeune fille affectée de la fissure du palais, et qui avait la prononciation très-peu distincte, m'a fourni la preuve la plus éclatante de ce que l'exercice peut pour l'amélioration de la prononciation. Après qu'elle eut porté pendant un mois un voile de palais artificiel, sa prononciation s'était sensiblement perfectionnée ; mais ce progrès fut, à mon grand étonnement, à peu près le même lorsque j'eus retiré mon instrument. A quoi attribuer ce phénomène, si ce n'est à l'habitude que les muscles avaient prise de porter un corps étranger? Après trois ou quatre mois, la prononciation était devenue presque normale. L'instrument retiré, ce fut bien différent ; cependant la jeune fille prononça aussi bien qu'elle avait prononcé, après avoir porté deux mois l'appareil. C'est ainsi que, après des opérations de fissures causées par la syphilis, par des blessures ou opérations chirurgicales, la prononciation redevient bientôt normale, en supposant toutefois que la perte de substance n'ait pas été trop grande et que le son puisse passer derrière le voile du palais. Mais, dans les fissures congénitales, le voile du palais est atrophié ; l'action des muscles et l'innervation sont défectueuses.

De plus, après la staphylorrhaphie et l'uranoplastie, il se produit, par la cicatrisation, une contraction inévitable qui éloigne encore davantage le voile du palais nouvellement formé de la paroi du pharynx. Je remarque ici en passant que M. Jules Cloquet a proposé d'opérer avec le fer rouge ; mais cette méthode doit être rejetée par les raisons que nous venons de mentionner. Cloquet appuie son procédé sur la prodigieuse force de contraction qui est propre aux plaies causées par les brûlures, et il veut se servir de cette contraction, que le chirurgien, au contraire, cherche à empêcher. Cependant l'opération qu'il propose, n'a guère trouvé de partisans. M. Nélaton, qui examine tout et qui n'adopte que ce qui est véritablement bon, ne paraît pas non plus avoir en elle une grande confiance, et, bien que M. Cloquet cite une opération de ce genre faite par Nélaton, je ne sache pas que celui-ci l'ait pratiquée souvent. Nélaton a guéri en trois ans environ une fissure du palais par vingt-quatre cautérisations faites dans des intervalles de un à deux mois.

Le modèle de plâtre que j'ai l'honneur de vous présenter vous montrera que le triangle à angles aigus que fait la fissure du palais avec le pharynx, considéré comme base du triangle, se transforme en un triangle à angles obtus après que les deux parties ont été réunies; l'air, au lieu d'entrer dans les fosses nasales par la fissure, peut donc y pénétrer en passant en arrière le long du pharynx.

En examinant ce qui a lieu à la paroi postérieure du pharynx, on voit que, par ce déplacement, le *cavum* s'est certainement amoindri. Il en résulte une amélioration dans un grand nombre de cas, ceux-ci présentant toutefois une grande analogie avec l'exemple de la fistule vésico-vaginale donné par Passavant.

Je crois avoir démontré que, après les opérations par la staphylorrhaphie et l'uranoplastie, l'occlusion des fosses nasales ne peut s'effectuer, malgré tous les efforts des muscles.

Pour remédier à cet inconvénient, Passavant proposa un troisième mode d'opération.

Il tira de l'analogie de l'adhérence du bord du voile du palais à la paroi du pharynx, par suite d'ulcères de la cavité buccale, la conclusion qu'il est possible d'effectuer l'adhérence partielle du voile du palais à la paroi du pharynx, et d'arriver ainsi à l'occlusion des cavités buccale et nasale, sans que la communication entre elles soit entièrement empêchée pour cela, parce qu'autrement la respiration n'aurait lieu que par la bouche et que les sons du nez feraient complétement défaut à la prononciation.

Passavant obtint dans trois cas l'adhérence, mais non jusqu'à la faculté d'occlusion; l'allongement du voile du palais en arrière à l'aide du muscle pharyngo-palatin, puis il abandonna cette méthode d'opération pour une autre, qui, consistant dans l'adhérence de la partie du milieu des bords du voile du palais à la paroi postérieure du pharynx, donna aux patients une prononciation qui aurait satisfait les prétentions les plus rigides. La grande difficulté qu'offre cette opération engagea le docteur Passavant à en proposer une troisième, par laquelle on donna au voile du palais, en le poussant en arrière, une position renfoncée avec la faculté d'occlusion. La relation succincte de l'opération prouve qu'en outre de celle-ci et des opérations par la staphylorrhaphie et l'uranoplastie, il en faut encore une quatrième, puisqu'il y a un creux de reste, que le docteur Passavant boucha tout d'abord d'une petite éponge pour le fermer ensuite par la transplantation des parties charnues de la voûte du palais, ce dont il fut empêché depuis par l'absence du malade.

Une prononciation normale pouvant exister avec l'adhérence du voile du palais à la paroi postérieure du pharynx, est prouvée par le cas de la clinique de M. Nélaton, que le docteur Dufour vous a déjà relaté.

Admettons que l'uranoplastie et la staphylorraphie puissent fermer les fissures du palais; que le voile du palais, étant trop court et impropre à l'occlusion, celle-ci puisse être opérée par l'adhérence du bord du voile du palais à la paroi du pharynx, il reste néanmoins à décider si des opérations aussi graves sont justifiées ou doivent être conseillées; si, par des appareils mécaniques, par des obturateurs, on obtient autant et même plus, c'est-à-dire l'occlusion à volonté, et si l'on peut porter ces appareils avec la même facilité et le même comfort avec lesquels on porte les dents artificielles, qui, faites selon les règles de l'art, remplacent complétement les organes de la nature et ne causent guère d'inconvénients.

N'oublions pas que ce n'est que la prononciation anormale qui trahit l'infirmité, et que le malade ne cherche de remède que par rapport à elle.

Mais comment est-il possible d'établir un organe artificiel tel que le voile du palais, devant remplir les conditions qui ne subsistent que dans les fibres musculaires? Comment arriver à lui donner une position et une forme différentes par son inclinaison ou sa voussure, voire même une tension différente qui en modifie l'élasticité, puisque l'occlusion du nez semble varier de solidité et de densité selon les variations des sons?

Aussi ne saurait-on satisfaire à ces conditions par les opérations que nous venons d'énumérer. L'opération de Passavant, qui ne fait que changer l'état pathologique du malade, prouve qu'il ne s'agit que d'occlusion, et c'est en ceci que la supériorité du traitement mécanique saute aux yeux.

Il est évident qu'à la suite de l'opération de Passavant, le voile du palais perd entièrement ses fonctions. Bien qu'une occlusion soit obtenue en partie, elle ne peut être effectuée ni supprimée à volonté, la cicatrisation rendant impossible tout mouvement normal.

Revenons aux obturateurs ou voiles du palais artificiels, qui eux aussi ont été construits surtout par des Américains, auxquels nous sommes redevables de presque toutes les innovations et réformes dans cette branche de l'art. Ce fut Stern, notamment, qui établissait un voile du palais praticable. Grâce à sa persévérance, il réussit à fermer la fissure du palais sur lui-même à un tel point qu'à son parler personne ne se doutait de ce défaut. Cependant l'instrument de Stern, construit avec un prodigieux esprit inventif, est trop compliqué. Turker, Sercomb, et en dernier lieu Kingsley, ont essayé de simplifier cet instrument, qui cependant, dans la nouvelle forme que lui a donnée ce dernier, est encore trop compliqué, comme vous avez vu par un exemplaire que j'ai eu l'honneur de vous présenter.

Pour terminer, j'ai encore à vous communiquer les principes d'après lesquels ces voiles du palais artificiels doivent être exécutés. Chaque défaut étant de nature différente, la pièce qui y supplée doit être adaptée au cas particulier. Il faut pour cela prendre l'empreinte exacte des parties malades et même de celles qui sont invisibles à l'œil. La grande mobilité des organes, qui d'ailleurs par eux-mêmes ne sont pas très-sensibles, rend cette opération très-difficile, et il y faut autant d'habileté et de persévérance de la part de l'opérateur que de patience et de confiance de la part du malade. Le moule même ne peut être que de plâtre, qui, mêlé à l'eau chaude et au sel, se durcit avec une grande rapidité et qui rend avec fidélité le plus minutieux détail. Mais avant de prendre l'empreinte de plâtre, il s'agit de diminuer l'irritabilité des organes et de les préparer à cela, ce qui se fait le mieux par des attouchements et en les lavant avec une préparation de bromure de potassium, telle que le docteur Fauvel l'emploie sur des malades trop sensibles pour les accoutumer à l'examen laryngoscopique. Le moule qui représentera le bord de la fissure allant vers la cavité nasale devant être retiré avant même que le plâtre se soit durci complétement, il en résulte que le plâtre qui a coulé derrière le voile du palais se rompt facilement.

Pour remédier à cela, j'ai construit l'instrument que voici (fig. 2), qui se compose de trois parties a, b, c, ayant la forme de la voussure du palais, jointes les unes aux autres, et qui sont tenues par une vis ou par un ressort d.

Du côté concave, c'est-à-dire au manche, deux fils de soie ec

sont attachés qui courent le long du côté concave jusqu'à
l'autre bout de l'instrument, d'où on les ramène jusqu'au
manche par-dessus le plâtre mou, qui est versé sur le côté
convexe de l'instrument. Ces préparatifs faits, on introduit
l'instrument, et l'on prend l'empreinte; puis, au moment où

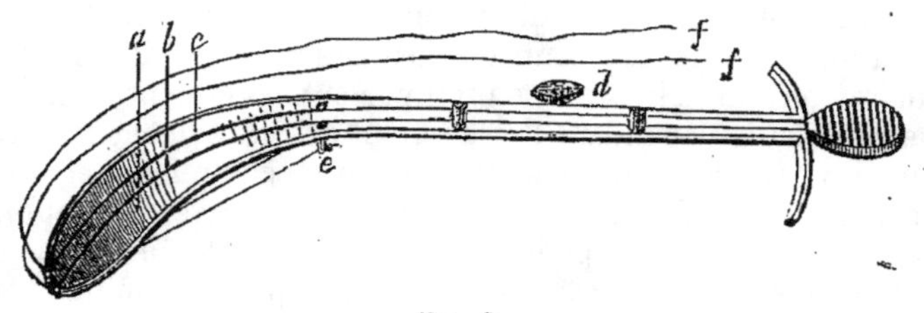

FIG. 2.

le plâtre se durcit, on tend ces deux fils, ce qui partage le
moule en trois parties; ensuite, l'instrument, dévissé, on en
retire la partie moyenne. De cette façon, on peut retirer les
deux autres parties sans endommager les bords.

Le voile du palais, exécuté conformément au moule, doit
être flexible et élastique pour ne pas blesser les parties aux-
quelles il est appliqué; il faut qu'il cède à la moindre pression
et qu'il reprenne sa position première aussitôt que cette pression vient à cesser. Le caoutchouc satisfait au plus haut degré
à ces conditions.

Les appareils de Stern et de Kingsley, outre qu'ils sont trop
compliqués, demandent une patience et une habileté exces-
sives, et ne sont pas à la portée de tout le monde.

De plus, l'occlusion complète n'étant pas indispensable à
une prononciation normale, cela a dû éveiller l'idée de fermer la fissure tout simplement par une plaque pour empêcher, autant que possible, la communication avec les fosses
nasales. Sercomb, William et autres ont fermé des fissures du
palais d'après cette méthode, jusqu'à ce que récemment elle
ait été réinventée, je ne sais pour la quantième fois, par un
dentiste de Paris qui prétend en être l'auteur.

En m'appuyant sur le fait que ce mémoire a déjà fait voir,
que les parties de la fissure montent ou descendent plus ou
moins pendant le parler, j'ai construit un instrument qui,
dans la fissure du palais et du voile du palais, ferme cette
dernière au-dessus du plancher, et cela à la hauteur à laquelle
les bords de la fissure se portent pendant que a est prononcé.

Dans la plaque se composant de trois parties, là où elle

touche dans la prononciation de *a* les parties de la fissure, deux trous sont percés, un de chaque côté, qui, dans le repos et dans la prononciation de *m* et de *n*, en un mot toutes les fois que le voile se baisse, laissent traverser l'air, et qui sont fermés par les bords de la fissure dès qu'on prononce des voyelles ou des consonnes.

L'instrument ne pouvant être qu'en caoutchouc vulcanisé dur, et devant fermer la fissure du voile du palais, la plaque, pour pouvoir être introduite, doit se composer de plusieurs parties, et, comme cela rend le travail compliqué, je construisis un second instrument qui satisfait sous tous les rapports, et qui, pouvant être construit par des mains moins habiles, est accessible à ceux-là même qui n'ont pas les moyens de renouveler fréquemment un instrument compliqué et dispendieux.

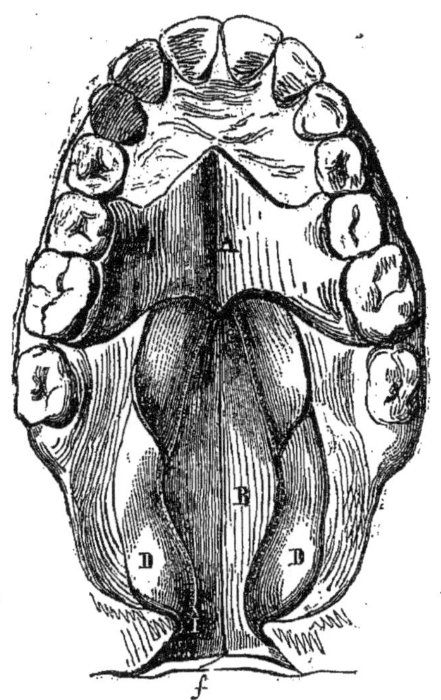

FIG. 3.

Cet instrument (fig. 3) est composé de deux parties seulement : l'une, *a*, de caoutchouc vulcanisé dur, pour fermer la partie antérieure de la fissure du palais ; l'autre, *b*, qui en est la continuation, de caoutchouc vulcanisé mou, pour fermer la fissure du voile du palais en arrière. Les bords de la fissure du voile du palais sont également enchâssés de caoutchouc mou *dd*, de sorte que la plaque supérieure de caoutchouc se trouve soulevée toutes les fois que les bords de la fissure s'élèvent, ce qui donne une occlusion.

Pour que les bords de la fissure puissent s'approcher dans la déglutition, la prononciation, etc., la plaque de caoutchouc mou est taillée obliquement en deux parties *ef*, glissant facilement l'une par-dessus l'autre. La ligne ponctuée indique la fissure.

Finalement, je remarque encore que la prononciation est une fonction acquise par l'exercice. On doit donc considérer comme avantageux d'appliquer aussitôt que possible le voile artificiel du palais, puisque le défaut de prononciation une fois enraciné, il n'en est que plus difficile à combattre.

Paris. — Imprimerie de E. MARTINET, rue Mignon, 2.